Nursing Today
ブックレット・12

看護管理塾 第7章／サルの罠

◉目次

プロローグ　井部 俊子——3
いつの時代も変わることのない看護管理者の悩み　竹内 良子——6
人に仕事を与える・任せることの本質　井部 俊子——10
仕事を任せるプロセス—受講生は語る　井部 俊子——18
マネジャーの「本来の仕事」とは?　井部 俊子——38
悩めるマネジャーへのアドバイス　竹内 良子——42

プロローグ

井部俊子
いべ・としこ◉井部看護管理研究所

ＮＴブックレット一二は、「看護管理塾 第七章／サル［注1］の罠」である。本書を手にした読者は、看護管理塾とは何か、何が第七章なのか、サルの罠［注2］とはサルを捕獲する道具ではないのか等と、たちまち疑問がわいてきてハテナマークが並んだかもしれない。

そこが狙いである。

看護管理塾とは、聖路加国際大学教育センターが主催する看護管理者のための継続研修である。看護管理塾は月に一回（土曜日の午後）開講される。毎年五月に始まり三月に終わる全十回のコースである。今年で八年目となる。

看護の現場で管理者たちが経験的に獲得している臨床知（暗黙知）を活きた情報（形式知）に変換していく作業をしたいという趣旨のもとに「看護管理塾」が始まった。「看護ものがたり」と称して次のようなテーマを設定し、六十人余りの受講生と六人の講師陣そしてボランティア助手が集合する。

序　章（五月）出会い
第二章（六月）マネジメントに取り組む
第三章（七月）感情の源泉を扱う
第四章（九月）効果的な会議
第五章（十月）人の強みをみつける
第六章（十一月）イノベーションを起こす
第七章（十二月）人に仕事を与える・任せる
第八章（一月）仕事の意義を考える
第九章（二月）信頼できる仲間
第十章（三月）やる気にさせる職場

三時間のクラスは、講師による二十分程度のプレゼンテーションのあと、チームで討議し、チームがプレゼンテーションを行い、皆でフィードバックして成果を確認するという方法を採用している。したがって、たくさんの知識を「講義する」くせのある講師は、「時間です」と切られることになる。[1]

看護管理塾「第七章とは、私が担当する「第七章 人に仕事を与える・任せる」セッションである。

【注1】：ケン・ブランチャードほか／永井二葉訳（二〇一三）：一分間マネジャーの時間管理——働きすぎを解消する仕事のさばき方、において「部下が果たすべきタスク」のことを表現したもの。部下が問題の解決を上司に依頼し上司がそれを引き受けたとたん、「サル」は上司に飛び移る。

【注2】：J・B・ピューほか／井部俊子訳（二〇〇〇）：ナースマネジャー 部下とよりよい関係をつくる実践ガイド 第二版（日本看護協会出版会）、七七－八二頁より。共感力を身に着けた看護師が管理者の立場になると、部下の問題が解決できないことに罪悪感を持ち、知らないうちに部下の責任まで引き受けてしまうことを言う。

〈引用文献〉

1　井部俊子：サルの罠　看護のアジェンダ第一一〇回、週刊医学界新聞、第三〇六五号、二〇一四．

いつの時代も変わることのない看護管理者の悩み

竹内 良子
たけうち・よしこ◉埼玉県看護連盟会長

「部下のサル（責任）を引き受けることによって、あなたは部下が組織に利益をもたらす権利や可能性を十分に発揮する権利を妨げている」

これは『ナースマネジャー～部下とよりよい関係をつくる実践ガイド～第二版』[1]（以下『ナースマネジャー二版』）の中で紹介される「サルの罠」の一節だが、看護職にかかわらず部下を持つものであれば誰もがはっとし、自らを省みてしまう、そんな鋭い指摘ではないだろうか。

この「サルの罠」という概念について、筆者が改めて注目したのは、コロナ禍の二〇二一年初頭のことだった。

埼玉県看護協会の認定看護管理者教育課程「サードレベル」の修了生達が、「彩サード看護研究会」という懇話会を立ち上げ、看護管理の質向上を目的とした研修会などを開催している。サードレベル開講当時の専任教員だった筆者もオブザーバーとして参加している。二〇二〇年度は、九月に「新型コロナウイルス感染症対策」をテーマに研修会が開催され、教育講演と五人の看護管理者によるコロナ対策の実践報告があった。

そして二〇二一年一月には「新型コロナ禍で楽しく働く」をテーマに講演会を予定していた。新型コロナウイルス感染症の拡大という未曽有の危機にあったこの一年余、埼玉県看護連盟には、現場の看護管理者から「職員や自分自身のストレスマネジメントが課題」という声が多く寄せられていたので、主催者は正にタイムリーなテーマを選んでいる、と感心し、筆者も参加を楽しみにしていた。ところが開催直前になって急遽、筆者に講師を務めてほしいという依頼があった。筆者が医療の現場で看護管理者だったのは二十年も前の話で、今とは時代も医療・看護を取り巻く環境も格段の違いがあり、私の出る幕ではない、と一度は断ったが、看護管理者をしていた当時、院内に「レセプションルーム」と名づけた部屋をつくり、職員の心の健康づくりに取り組み、成果をあげていたことをふと思い出し、体験を語る、という形で引き受けることにした。

そこで二十年前の看護活動の記録を見返し、当時看護管理の手がかりとしていた書籍『マネジメントの魅力』[2]や『ナースマネジャー二版』等を読み返した。『ナースマネジャー二版』を開いてみると、「アサーティブなマネジメントスタイル」、「ストレス管理」、「臨床技術と管理技術」、「顧客関係」など、看護管理者にとって普遍的な項目が盛り込まれており、「こんな良い本が手元にあったんだ」と感激した。中でも「chapter 9 臨床技術と管理技術」の中で紹介される「サルの罠」についての一節は、筆者に衝撃を与えた。「当時これを理解し、人材育成に向けて行動しただろうか、何でもかんでも自分でやろうとしていたのではないか」と二十年前の自らを振り返るきっかけとなった。

そして現在もなお、自身の役割の中で、本来ならばスタッフが自分自身で乗り越えなければならない責任や課題を、「時間がないから」、「支援する」と称して代わって引き受け、忙しがっているのかもしれない。周りを見回してみると、あれもこれもと思い当たる節があり、本人や組織に与える損失は計り知れない。同時にこれは現代の管理職にも共通する課題なのではないかと考えた。

反省とともに日本看護協会出版会に電話をし、絶版になっている『ナースマネジャー二版』の再発行を提案した。それが本書の企画に結びついたと聞いている。

＊

人生百年時代、後期高齢者となった筆者にも、看護職としてこれから地域で取り組んでみたいテーマもある。過去のそして現在の自分自身の行動を振り返り、サルの罠から逃れる方法を学び、高齢社会に貢献していきたいと考えている。

〈参考文献〉

1　J・B・ピューほか／井部俊子訳：ナースマネジャー～部下とよりよい関係をつくる実践ガイド～第二版、日本看護協会出版会、二〇〇〇.

2　井部俊子：マネジメントの魅力、日本看護協会出版会、二〇〇〇.

人に仕事を与える・任せることの本質

井部俊子

人は「仕事を任されて」育つ

ドラッカーは『仕事の哲学』の中でこのように述べている。「通常使われている意味での権限委譲は間違いであって人を誤らせる。しかし、自らが行うべき仕事を委譲するのではなく、自らが行うべき仕事に取り組むために、人にできることを任せることは、成果をあげる上で重要である」[1]（傍線は筆者）。

一方、上司はつぶやく。「どうすれば後輩・部下が育つでしょうか、いつまでたってもできるようになりません」「どうすれば、自分自身のレベルアップができるでしょうか」「仕事が多すぎて潰れてしまいそうです。どうすれば楽になりますか」「ずっと昔から取り組みたかった仕事の改善、忙しくてまったく手を着けられません」「趣味や勉強の時間、プライベートの充実、仕事が忙しすぎて考

①ムリを承知で任せる	ミニレポートの質問等へのコメント
②任せる仕事を見極める	責任を伴ってこそ初めて作業は仕事になる。 リーダーは選任を軽はずみにしてはならない。
③「任せる」と伝える	こちらから頭を下げて引き受けてもらっていない。 自分の意見で決断するよう求める。
④ギリギリまで力を発揮させる	任せた以上、目標達成を求めなければならない。 しかし、求めながらも相手をプロとしてリスペクトする。
⑤口出しをがまんする	手を貸してしまった瞬間に部下の主体性は失われる。 魚を与えるな、取り方を教えよ。 部下を脇役にするな。
⑥定期的にコミュニケーションする （口は一つ、耳は二つ）	任せたからといって放ったらかしにするのはまちがい。 部下の隣を伴走しながら、励ましアドバイスを送る。 上下関係で命令してはいけない。
⑦仕組みをつくって支援する。	お膳立ては上司の仕事。 その上で部下の創造性を発揮させる。

表1　人を育てる任せ方　7つのポイント（文献2より作成）

えることができません」。

しかし、一見バラバラな五つの問いの答えは実はたった一つであり、それは、あなたの仕事を「後輩や部下に任せる」ことであると筆者は断言する。[2]

さらに、「任せられない」を「任せられる」にするには、「できるようになってから任せる」のではなく、「できなくてもムリして任せる」ことだという。つまり、人は「仕事を任されて」育つのである。

人を育てる「任せ方」の七つのポイントは、①ムリを承知で任せる、②任せる仕事を見極める、③「任せる」と伝える、④ギリギリまで力を発揮させる、⑤口出しをがまんする、⑥定期的にコミュニケーションする（部下の隣を伴走しながら励ましアドバイスする）、⑦仕組みをつくって支援する（お膳立ては上司の仕事）、である（**表1**）。

仕事の割り当てと委譲――「サルの罠」の登場

『一分間マネジャーの時間管理』で、著者らは「仕事の割り当て」と「委譲」とは違うと指摘する。[3]プロのマネジャーにとっての最終ゴールは、仕事を委譲できるような状態にもっていくこと、つまり、マネジメントとは、他の人を動かして仕事を達成することであると説明している。ここで登場するのが「サルの罠」である。それは、マネジャーが部下のものである責任（サル）を引き受けるために陥る罠であるという。マネジャーは、サルの罠にはまったときには無力になる。

ナースマネジャーは、ナースとして共感の訓練を受け共感能力が高いことが、一方で管理能力の向上を妨げているという指摘[4]もある。いずれにせよ、上司が部下のサルを背負いこむことをやめて、「自らが行うべき仕事」に取り組もうというわけである。

部下のサルを引き受けている上司には部下から次のような言葉が発せられる。「師長さん、あれやってくれましたか」「あっ、ごめんなさい。まだなの」「早くお願いしますよ」というわけである。こうなると、上司が部下にマネジメントされる逆現象が起きる。こうしてナースマネジャーは多くのサルを引き受けてしまい、本来やるべき仕事がおろそかになっていることに気づく。さらに、部下のサルを引き受けることによって、部下が組織に貢献する権利を奪ってしまうことにもなる。効果的で生産的な看護組織とは、全てのサルが規則正しく、しかるべき持ち主のところについている組織のことである。

有効かつ与えやすい仕事	【連携の経験】	他部門との調整が必要な業務 他部門を巻き込みながら進める業務 顧客や取引先と打ち合わせ・交渉する業務 協力企業や取引企業との協働
	【変革の経験】	自部門内の戦略・構想を策定する業務 部門内の業務を改善・変革する業務 新しい業務の提案や遂行をともなう業務
	【育成の経験】	新人・経験不足のメンバーの指導
	【他のストレッチ経験】	高い目標を達成する業務
有効だが与えにくい仕事	【連携の経験】	多くの部門・機能を横断的に管理する役割 海外企業や現地拠点との共同プロジェクト
	【変革の経験】	全社的な変革プロジェクト業務 新市場開拓や新事業開発に関する業務
	【他のストレッチ経験】	部下より高い職位の者が実施していた役割 トラブルや非常事態への対処 新人、ベテラン、女性で構成されるチームの運営 多様な職種や雇用形態の社員のチーム運営 ミニレポートの質問等へのコメント

表2　中堅社員の成長をうながす仕事（文献5, p.183.）

つまり、「人に仕事を与える・任せる」ことは①自分が行うべき仕事に取り組むために他人にできることを任せる、②部下育成の二点において必須なのである。

部下にどのような仕事を与えることができるのか

中堅社員の成長をうながす仕事として、松尾[5]は、「有効かつ与えやすい仕事」と「有効だが与えにくい仕事」があるとする（**表2**）。

連携・変革・育成の経験は成長をうながす業務であることから、看護管理者は、つなぐ、わたす、つくる業務を部下に委譲することにより、部下の組織への貢献を促すことができる。

では、なぜナースマネジャーは部下の「サル」を背負い込むのか。

ナースマネジャーの罠は、そもそも共感の訓練を受け共感能力をもっていることから始まる。共感能力は患者のケアに必要なスキルであり、部下に対しても役立つものである。

しかし、それはまたナースの管理能力を妨げる。

共感能力をもち合せていることで、部下の問題を解決できなかったり、もともと部下の問題であるものを改めて部下に依頼しなければならない時に罪の意識を感じさせるのである。[5]

もともと部下の仕事であるものを、改めて部下に依頼できないと部下のサル（本来、部下のものである仕事の主導権）を引き受けることで責任が発生する。

そして、今や、サルはあなたが餌を与え世話すべきものとなる。

看護管理者がサルを引き受けると、今度は部下があなたのスーパーバイザーとなり、時にはあなたがサルの世話をちゃんとしているかどうかを見るために立ち止まることになる。

こうして「サル」はやっかいなお荷物を表す比喩として登場する。

部下の「サル」を世話し餌をやるための五つの鉄則がある。[6]

ルール一　サルは処分でもしない限り、餌やりが必要だ。そうしないと餓死してしまい、マネジャーが貴重な時間を使って検視や蘇生を試みるはめになる。

ルール二　サルの数はマネジャーの餌やりできる時間をもとに割り出した最大数までに抑える。世話が行き届いているサルであれば、餌やりは五～十五分以内に終わるはずだ。

ルール三　サルに餌を与えるのは、約束した時間だけに限る。
ルール四　サルに餌やりは必ず対面か、電話で行う。文書では行わない。（文書にすると、マネジャーが次のアクションを引き受けることになる）
ルール五　それぞれのサルについて、次の餌やりの日時と適用する主導権の段階を決めておく。（相互合意で変更できるが、あいまいにしたり無期限にしたりはしないこと）

チームでのワーク

看護管理塾　第七章のクラスでは、チームでのワークとして以下の四点を課した。①ナースマネジャーとして「引き受けないサル」を明らかにしチームで共有すること。②なぜサルを引き受けてしまうのだろうかを話し合うこと。さらに、サルを返還したら、③「自らが行うべき仕事」は何かを考えてリスト化し、ポスターにまとめて発表すること。そして、④他のチームからコメントをもらい、発表内容を吟味して、チームの秘伝を作ること、である。

この作業を通して興味深い現象が起こった。あるチームは、「管理とは何か」を考え始めたのである。このチームは、自分たちがいかに多くのサルを引き受け、忙しがっているかを認識したのであるが、しかしながら、「自らが行うべき仕事は何か」に行き詰まってしまったのである。

権限委譲せず、部下のサルを多く背負い込んでいるナースマネジャーは、自らが行うべき本来の仕事がわからないため、もがいている姿なのかもしれない。

〈引用文献〉

1　P・F・ドラッカー／上田惇生編訳：仕事の哲学、ダイヤモンド社、一九五頁、二〇〇三．
2　小倉広：任せる技術、日本経済新聞出版社、二〇一一．
3　K・ブランチャードほか／川勝久ほか訳：一分間マネジャーの時間管理、ダイヤモンド社、一四二―一四八頁、一九九〇．
4　J・B・ピューほか／井部俊子訳：ナースマネジャー～部下とよりよい関係をつくる実践ガイド～第二版、第九章「臨床技術と管理技術」、日本看護協会出版会、七七―八二頁、二〇〇〇．
5　松尾睦：部下の強みを引き出す経験学習リーダーシップ、ダイヤモンド社、二〇一九．
6　W・オンキンJr．ほか：マネジャーの時間管理法：「サル」を背負うべきは誰か、ハーバート・ビジネス・レビュー編集部編、マネジャーの教科書、ダイヤモンド社、二一三―二二九頁、二〇一七．

仕事を任せるプロセス――受講生は語る

井部 俊子

看護管理塾の受講生が学習した「サルの罠」と、その後どのようにサルの罠とつき合ったかを寄稿してもらった。いわば「サルの罠」の体験談である。

以下の語りは、二〇一三〜二〇一九年に看護管理塾を受講し、受講生が自由に投稿できるサイト「看護ものがたり」に「第7章」「サル」「仕事を任せる」といったテーマで投稿した人の中から二一人のコメントを選び、抜粋したものである。抜粋したコメントで仕事を任せるプロセスを辿ってみた。コメントの掲載にあたっては、当人から了解を得た。なお、引用元のデータと関連づけるため番号を付した。

1　内省と気づき――私が「サル」を引き受けてしまった訳

私が「サル」を引き受けてしまった訳が率直に述べられる。

そもそも「おせっかい」なタイプの人がサルの罠に陥りやすいのかもしれない。「私がやらないとだめ」と認識している人、「自分が大変そうにしていることに自己満足している人」や、「そんなつもりはないけど（本当はあるのかもしれない）、相手の力を信用していないからサルを引き受けてしまう」、「結局、自分でやってしまう方が早い」と考えて他人のサルを引き受けてしまう。

今回の研修を受けて、私の役割は何か、計画的に行っているのか、考えました。いちばん問題なのは自分自身かも！　と気づきました。なぜだかはわかりませんが、私がやらないとだめだ、私の姿を見てやってくれるはず、などと思い込み、人の一・五倍は動き回っているように思いました。私が忙しくしていれば、周りも見えない、気づかない、他の人は声をかけられない状況をつくっていると感じました。［1-1-2］

私は人に任せることが苦手です。もしかしたら、自分が大変そうにしていることに自己満足していただけかもしれません。［2-1-4］

私はつい誰々は大変だからと自分がサルを引き受けてしまうことが多くなります。自覚しているのですが、気がつくとそうなってしまっていると思っていましたが、今回深く考える機会になりました。[3-1-1]

自分にそんなつもりはなくても、基本的に相手の力を信じてないからそうなるのでは？自らのやるべき仕事がうまく進まないことの言い訳に使っているのでは？などなど、出てくる言葉は辛辣です。[3-1-2]

自分自身を振り返ってみると、私は、ついひと様のサルを引き受けて育ててしまう傾向にあります。私の、夫に言わせると、「おせっかい」なんだそうです。プライベートでは親切でおせっかいな中高年の女性は、そこそこ、地域の中で活躍の場がありますが、仕事では時に、弊害になることがあると実感しています。[4-1-3]

看護師長時代には、とにかく、たくさんの、スタッフや医師や事務部のサルを引き受け、自分のサルと合わせると大家族になっていたんだと改めて思いました。当時は、たくさんのサルを養うために、体力任せで仕事をしていました。[4-1-4]

師長に依頼されたサルは、管理上いろいろな制約があるため自分が飼い続ける必要があ

ると思っていますが、それもただの思い込みかもしれません。[5-1-4]

それ以外のサルは良かれと思って自分がやっている部分もありますが、結局のところ任せるよりは自分でやってしまった方が早いと思っているからかもしれません。[5-1-5]

山本五十六が言った「やってみせ、言って聞かせて、させてみせ、ほめてやらねば、人は動かじ」というふうにスタッフを育ててあげたいと思いつつ、時間に追われているのを理由に「やってみせ」で止まってしまっていることが多々あるな、と反省しました。[5-1-6]

2 「サル」という比喩の力——仕事がスッキリと考えられるようになった

「サル」や「サルの罠」という概念を知ると仕事のありようが異なってみえてくるようである。現場には色々な種類のサルがうごめいていることを認知することができるようになる。そして、仕事の本質をあらためて考えて「サル」にふり回されないようにするための合理的な行動を選択する。

自分に降りかかるサルだけでなく、自分が渡してしまうサルも意識して動くようになったところ、常に自分がすべきことは何なのかを問うようになりました。現場はサルだらけですが、意識するだけで非常に仕事がシンプルに考えられるようになりました。[7-1-4]

私もサルを背負いすぎる性分で、半ば諦めにも近い感覚と自己嫌悪感にまみれていたのですが、あら不思議…仕事がすっきりと考えられるようになっています。[8-1-1]
自分がサルを背負う＝他の人のチャンスを奪っているということも、サルを受け取らない覚悟の後押しをしてくれているようにも思います。[8-1-2]

私は主任として勤務しています。毎日たくさんの「サル」にふり回されていました。講義を受け、「これは誰のサル？」と考える習慣ができました。そして、スタッフに抱えている「サル」を渡しています。[9-1-1]

3 思い切って任せてみる——任せてみないとわからない

「サルの罠」から脱出するために、「人に仕事を与える・任せる」ことを決断して思い切ってやってみると、事態が好転することを発見する。各人の具体的な経験談が興味深い。

現場指導では、自分たちの判断で『まだリーダー業務は任せられない』などと結論づけて任せていなかったと反省しました。[10-1-2]
各個人の特徴を踏まえ、フォローしながら、任せられないと考えていたスタッフにリーダー業務を行ってもらいました。すると、普段は頼まれたこと以外は率先してやらないが、頼まれたことは頑張るという姿勢がみられました。また、ミーティングでも話す側となり、どのような情報が必要かを考える機会になるなど収穫が多くありました。まさに任せてみないとわからないといったところです。[10-1-3]

最初のうちはできる師長さんの評価におぼれ、ある程度は通用していたのですが、苦情処理や対外交渉の場面になると、寛容性のなさで苦労することが増え、自分が抱える仕事量も多くなりました。当然、こうなってしまうと、どこにもいい影響はなく、しまいには自分自身がつぶれてしまいました。[11-1-3]

なぜ、こうなったのかを振り返ると、自分自身にある看護師長像の思い込みだったようです。思い込みをひとつ一つはがし、根本を紐解いていくと、相手を信じる＝人に任せることができていないことが含まれていました。[11-1-4]

最初は、自分自身の役割が見えなくなり、途方に迷い抵抗もありましたが、思い切って人に任せることで思わぬ方向に事態が好転した、自分自身の気持ちにゆとりができみえていなかったものがみえるようになった、そんな産物がありました。[11-1-5]

私は、記録委員として病棟の看護記録について指導を行っています。今まで、一人で看護記録の指導を行いながら、電子カルテの改装に向けた院内マニュアルの作成を行っていました。しかし、今回の講義を受けて、私一人で病棟の看護記録を指導するのは本当によいことなのかと考えました。そこで、看護記録の指導という「サル」をプリセプターや後輩におろしてみました。すると、プリセプターはプリセプティのアセスメント能力を把握することにつながり、さらに後輩同士で互いのアセスメントを指摘する中で、自然と教科書を見て病態生理から復習する機会となり、結果的に病棟全体のアセスメント能力が向上してきました。[12-1-4]

4　部下のつぶやき——私に「サル」をくれれば引き受けるのに……

部下は、実は、仕事を与えられ任せられることを待っている。そうしたサインを上司に発しているのだが、気がつかない上司は相変わらず忙しそうにしていると、部下は上司を憐れんでいる。

師長一年目、管理について何も分かっていなかった私は、「何でもできるのが師長！」と思い込んでいました。技術も知識も豊富で、分からないこと、できないことがあってはならないと思い込み、言われた仕事はすべて引き受け、自分の仕事ではない、回り回ってきた仕事も行っていました。どんどん仕事は積み重なり、朝早く来て夜遅く帰る毎日、それでも仕事は終わらず自宅に仕事を持ち帰ってすることもしばしば……休みの日も病棟で何かあれば電話がかかってきたり……と自分の時間がない状態となっていました。[13-1-1]

そんな中、ある食事の席で、スタッフが『主任が、「仕事をもっとふってくれたらいいのに、信頼されてないのかな、私」って言ってましたよ』と教えてくれました。[13-1-2]

私はこれまで、最初に述べたように「師長なんだから自分でやらなければならない」という固定観念の塊でした。それは、スタッフを信頼していないこと、スタッフの成長の機会を奪っていたことなのだと気づきました。[13-1-3]

上司は沢山のサルを抱え込み、部下から「あれどうなりました？　あれはまだですか？」と毎日尋ねられています。私ができることについて「これしますよ！」とサルを引き受けようとしますが、引き受けさせてくれません。何故？と毎日思います。サルを引き受けると言う部下はいるでしょうか？　何がいけない？と考えてしまいます。[14-1-2]

ああしたらいいのに！こうしたら楽なのに！と毎日思い見守っています。結局はいつの間にか帳消しになったり、自然消滅したり、部下の方が根気負けしてあきらめている現状です。[14-1-3]

5　任されることで実感した「任せるとはどういうことか」

どうしたら仕事を、「人に任せる」ことができるのだろうと考えていた矢先、部署で発生した問題に対処するため、「人に任せる」ことを実践する機会が到来した。その結果、「病棟が変わろう」としていることに気づき、任せることの醍醐味を知った。

「人に任せる」ということについて講義では理解できたつもりでしたが、実践の中でどう活用していけばよいのかと思っていた時、病棟内で人間関係に関わる問題が発生しました[15-1-1]。副師長として何をしたらよいのか悩み[15-1-3]、師長に相談したところ「今まで、苦しいこともたくさんありながら、しっかりと前を向いてスタッフのために問題解決に取り組んでいた副師長さんにこの問題を任せたい、責任はすべて私が持つ」と言われました[15-1-5]。私は、この言葉に支えられ、研修で学んだことを振り返りながら、スタッフ一人ひとりと語り合い、会議を進めていきました。その結果、病棟が変わろうとしています[15-1-6]。仕事を任せられたことで、仕事を任せるとはどういうことかを実感しました。[15-1-7]

私の現在の職位は主任です[16-1-1]。年度初めにボスたち（看護長や副看護部長）からサルを託されました。サルを引き受けすぎると、看護実践に支障をきたすことを理由に、少し

他の人にも振ってほしいと申し出ましたが、管理者としての経験を積むためにどれも関わっておいたほうがよいサルであると助言を受け、今に至っています。[16-1-4]

6　任す・任されることで成長した

これまで抱え込んでいた仕事を、「サルの罠」概念を学習したことによって、解き放ってみたという体験談は、その成果を示している。つまり、任す・任されることでお互いが成長したのである。

師長になってまだ二年目の私は、組織の風土を変えたいと、すべてを抱え込んでいました[17-1-1]。気づくとあちこちからいろいろな課題を投げられ（これもサル）、一人では抱えられないことに気づきました[17-1-2]。受講後、主任にリーダー育成のための教育計画を任せてみました。主任はすぐに行動を起こしてくれ、リーダー育成研修は順調に進んでいます[17-1-3]。私が計画を立てたなら主任は従うしかありませんが、主任が立てた計画について話し合うことで、主任と私の思いを共有し、お互いの考えを引き出し合いながら、より満足度の高い結果を導けることに気づくことができました[17-1-4]。自分でやったほうが楽、ではなく、人に任せるとともに[自分も]成長していきたいと思いました。[17-1-7]

私は今まで、管理職という立場から病棟の業務・教育等すべての面で自分がかかわらなければならないと考えて、サルを一杯抱えている状態で働いていました[18-1-1]。自分自身の自由がなくなってきたこと、スタッフが管理職に依存することが多くなったことに気がつき、上司と相談してサルをスタッフに渡していくことにしました[18-1-2]。渡してみると意外にすんなりとことは運び、頑張っているスタッフの姿がみられるようになりました。[18-1-3]私自身もサルを渡したスタッフの相談にのり、困っている時は一緒に実施することができるようになりました。[18-1-4]今後はサルのやり取りが自由にできるように自分自身に余裕をもっていきたいと思います。[18-1-5]

7　任せてからのフォローが重要——「サル」を渡すときは信念と忍耐が必要

「サル」を渡そうにも簡単には引き受けてくれない場面、渡した「サル」が押し戻されそうになった場面、任せた仕事に口出ししそうになった場面が登場する。「サル」を渡す時は信念を貫き忍耐強く対応することが大切という。「サル」を世話し餌をやるための鉄則を思い起こされる記述である。

サルを渡さなければ自分がやるべきサルができない状況にあり、思い切ってサルをリンクナースに渡していました[19-1-1]。しかし、どのリンクナースも私にサルを戻す方法を計画してきました。[19-1-2]リンクナースがスタッフに仕事を教えることができるようにすることが私の本来の仕事であることを伝え、丁寧にサルの方向性が間違わないように関わっていました。[19-1-3]第7章の学びにより、この方向性で間違っていないことが確認できました。ビジョンを明確に伝えること、原則から逸脱しないように見張ること、サルを渡す信念が重要であることを学びました。[19-1-4]

師長になった当初は、スタッフのみんなが働きやすいようにと思い、その時々で引き受けていたことが、いつの間にか私の仕事になりました。[20-1-2]一スタッフとして働きながら管理の仕事も行っているつもりでいましたが、受講後は「間違っているのは自分」と気づかされました。[20-1-3]当然のことながら、私が抱えていたこまごまとした「サル」をスタッフはすんなりと引き受けてはくれません。自分の仕事が増えるという警戒心を示し、受けても戻してくる場合もありました。『あなたに任せたい』という気持ちを率直に伝えるようにして、少しずつ引き取り先を決めているところです。[20-1-4]「自分が行うべき仕事のために」が簡単にぶれないようにしていきたいです。[20-1-5]

仕事を任せた相手が「これ、どうしたらいいですか?」と助けを求めてきた時、まず、「あなたはどう考えたか」を確認するのを怠りがちです。それを確認したとしても、私に助けを

求めてくるまでのプロセスについて確認しようとしていないことがよくあります。[21-1-2]
『こうすればいいんじゃない』と簡単に伝えてしまいますが、結果的に、仕事を任せたのではなく、自分の代わりにやってもらっているだけになります。うまくいかなかった時は『言われたとおりにやったのに……』と言われ、『悪かったね』と謝っている自分がいます。[21-1-3]仕事を任せる時には、ぎりぎりまで口を出しません！と自分に誓約書を書く必要があるかもしれません。[21-1-4]

第7章の受講後、院内での研究発表を諦めようとしているグループがありました。中心となるメンバーが病気で休暇になったため、予定通りに進んでいませんでした。[22-1-1]私は絶対に発表を諦めさせないと決め、メンバーへの励ましと助言をしました。はっきり言って自分で進めた方が効率的なことが沢山ありましたが、忍耐で関わっていきました。[22-1-2]その結果、一人のメンバーが意欲的に取り組むようになると、他のメンバーも感化されていきました。[22-1-3]マネジメントは感情を抑えて忍耐が必要だと痛感しました。スタッフが変わっていく姿をみると、やりがいを感じます。[22-1-4]

8 受講者たちのその後——サルの罠に落ちていないか

「看護ものがたり」のサイトへ投稿されたコメントを本書に掲載するにあたり、投稿後に自身がどのように変化したのかを尋ねた。すると、ほとんどの人が、「意図をもって」サルを任せられるようになり、自分に「サル」が来たときは、その「サル」を冷静に見極め、その処遇を判断していた。

①「意図をもって」サルを任せられるようになった

病棟師長になって一つ新しい取り組みとして、新人に夜勤業務導入を五月からしています。題して「ワクワクナイトツアー」です。[2-2-5]

当初スタッフから猛反対をうけましたが、五月一回、六月一回と新人五名それぞれ夜勤をしています。まだ見学ですが、ナースコールはとれるし、体位変換もできます。[2-2-7]

「できるようになってから任せる」を「できなくてもムリして任せる」文化が根づくか、これは、病棟師長だからこそできるチャレンジだと思っています。どんな成長につながるか、一年後が私は楽しみです。[2-2-8]

以前は自分が動きたい、自分が行った方がスムーズに的確に行える、と思いがちでした

が、意識的に他者・後輩を信じて任せる、スムーズにできなかったとしても手は出さず見守る、ということができるようになったと思います。[5-2-1]

「サル」を知って一番変わったと思う部分は、相手にこんなふうになってほしいから、この仕事を任せよう、任せたい、と考えられるようになったことです。[8-2-1]

私自身が「スタッフを育てる」という明確な視点を持てるようになりました。[8-2-2]

プリセプターを選ぶ時に、この人ならと任せられる人を選んでいましたが、受講後には、もうちょっと力を発揮してほしいと思ったスタッフに任せることにしました。バックアップ体制はもちろん、プリセプターとしてのスタッフの自覚や成長を楽しみに託しました。[9-2-1]

今年の二月、COVID-19対応として、病棟を休床とし、スタッフを他部署での応援勤務という、いままで経験したことのない対応を行いました。その対応で、病院からお願いされたサルを、スタッフへ説明し任せるところまではうまくいったと思います（病棟を休床とし応援体制をとるところまでは上手くいったと思います）。[10-2-5]

意図をもって任せることに意識をおいて日々のマネジメントをしています。[11-2-1]

受講後は、メンバーを信じ、仕事をメンバーに任せることで、自分だけでは思いつかないアイディアや視点を得ることができ、メンバーと一緒に自分も成長できる機会になったと思いました。[12-2-2]

自分のサルは、相手の準備状態（身体、精神、社会面）を観察しながら対話を重ねて、お互いを尊重しながら、お互いができることに同意して、支え合いながら、自分のサルを任せています。[14-2-3]

その後は、例えば、人材育成に携わる時には、自分中心ではなく、然るべきスタッフを見極め、何を目的または目標にし、ゴールはどこにあるのかのビジョンを示し任せることで、育成させる側のみではなく、育成する側の成長につながる経験をしました。自分（スタッフ）の出した成果が組織の目標達成に貢献するという自信につながり、私自身も導いていけるよう常に心がけています。[15-2-3]

日々の業務の中で、物品の取り扱いが丁寧で、修理依頼が必要なもの、まもなくそうなりそうなものを先回りして教えてくれるという細かい配慮に長けていることを強みと捉え、

そのことを本人へ伝えて、物品管理が苦手な私を助けてほしいことを伝えました。[16-2-4]

この人には、ここまでやれば任せられるし、この強みを生かして分析してくれるだろうとか、自分の苦手なことは人にお願いしたりと、双方にとって助けあっている関係性が保てています。[18-2-5]

三年目のリンクナースには年間計画を提示するだけで何をどのように動けばよいかを考え、新人リンクナースを巻き込み活動できるようになってきました。[19-2-4]

受講時と部署が変わり、スタッフ一人ひとりの目標に応じて、時にはくり返し説明しています。[20-2-2]

今でも部下やスタッフに考えてもらう機会を与えること、自分でやり遂げたと感じてもらえることを意識して関わっています。[21-2-7]

自分が病棟の成果をあげないといけないと苦しかったのですが、仕事を任せる・信頼するという技法で、管理者としてのグレードアップにつながりました。スタッフは楽を求めるので、仕事を与える動機づけは必要でした。[22-2-2]

②「サル」を冷静に見極め、その処遇を判断している

それでも「サル」の大切さは学びましたので意識できたり、反省し修正することは心がけるようになりました。［3-2-2］

その後、急には変われませんが、この仕事は私の本来の業務なのか、本来の業務ではないが、今の組織では、自分が引き受けるのがベストである、などの判断をするようになりました。仕事量に変化はないですが、気持ちの持ち方と、預かっていたサルをお返しするタイミングなどを考えるようになったことは有意義だったと思います。［4-2-3］

だから「サル」を手離すことも、逆に言えば引き受けることも、怖くありません。意図的にそれができるようになったのだと思います。［8-2-3］

自分の置かれた立場で何をしなければならないのか、自分の時間をつくるためには部下に上手にサルを渡していかなければならないと常に頭のどこかにおいていると思います。［17-2-2］

時々〝これはサル？〟と思うことがありますが、〝収穫につながるサル〟にしようと思い対応しています。[20-2-3]

毎日しっかりとエサを与えないとちゃんと成長しないし弱ってしまう。どこか憎らしいけどかわいいところもある。放っておくと、大事なサルが逃げてしまったり誰かに盗られたりしてしまう。物質的な仕事をサルという生き物に例えることで、仕事の本質を捉えやすくなったように感じています。[21-2-12]

マネジャーの本来の仕事とは?

井部 俊子

「人に仕事を与える・任せる」ことは、マネジメントを主たる仕事としている者にとって自明である。つまり、看護管理者は、このことをやらなければならないのである。しかし、「人に仕事を与える・任せる」ことはそう簡単なことではないのである。

多くの看護管理者は、「自分でやった方が早いし、うまくできる」と思い込んでいる。しかも、重要なことは自分が何を知っているかではなく(所詮ひとりの力では限界がある)、看護管理者として自分が知る必要のあることを誰が知っているかを、自身が知っていることである。これをやっておかないと適格に仕事を与えたり、任せたりできない。そもそもマネジャーの仕事とは「他者を通じて、物事を成し遂げること[1]」だからである。

マネジャーの本来の役割は、部下がその可能性を十分に伸ばしていけるように援助しながら、組織のニーズに応えることである。[2]「サルを本来の飼い主に返せ」というウィリアム・オンキンの主張は、指揮・統制により管理する「コマンド・アンド・コントロール」が一般的であり、意思決定を部下に任せることは許されないと思われていた一九七四年当時、極めて重要な意味をもつパラダイムシフトをもたらした。[3]

経営理論はいまや「権限委譲」をスローガンに掲げている。しかし、部下に意欲と能力の両方が備わっていなければ権限委譲が失敗に終わることもある。その意味で、権限委譲は人材育成と同義である。権限委譲がうまくいくのは、組織全体が権限委譲をよしとし、権限委譲を支える正式な制度と非公式な組織文化が必要である。しかも、効果的な権限委譲は上司と部下の信頼関係の上に成り立つとオンキンは指摘する。

効果的に権限委譲するにはマネジャーが日頃から部下と対話を続けていかなければならず、パートナーシップの確立が必要とされる。部下のサルを引き受けたいと考えているマネジャーが実際には大勢いるのである。部下が主導権を発揮すれば上司の自分が無能で頼りがないからだと思われてしまうのではないかと、無意識のうちに不安を覚えるマネジャーは少なくないというのだ。そして、他者のサルに対処し続ける終わりなき連鎖に陥ることになる。結果的に時間に追われ、「ゴリラ」に対処する時間がなくなってしまうのである。

マネジャーの心の平穏を得るためには適切な時間管理をして、本当に取り組まなければならない「ゴリラ」に対処する時間を産み出すことである。

〈引用文献〉

1　中原淳：駆け出しマネジャーの成長論―七つの挑戦課題を「科学」する、中央公論新社、二〇一四．

2　J・B・ピューほか／井部俊子訳：ナースマネジャー～部下とよりよい関係をつくる実践ガイド～第二版、日本看護協会出版会、二〇〇〇．

3　S・R・コヴィー：「ゴリラ」のための時間をつくる、ハーバート・ビジネス・レビュー編集部編、マネジャーの教科書、ダイヤモンド社、二二六－二二九頁、二〇一七．

悩めるマネジャーへのアドバイス

竹内良子

『ナースマネジャー二版』[1]では、「サルの罠」を避ける方法として、「部下ができるかできないかを決めなければならない」と述べられている。部下が仕事に取り組む際に、マネジャーが「できる」と判断した場合には「支援的リーダーシップスタイル」をとり、「できない」と判断した場合には「教育的あるいは指導的リーダーシップスタイル」を用い、目標や責任を明らかにし、技術を教え「ゆっくりとした学習者」でいさせることが部下にとって有利である、という。

二十年前の筆者の現役時代を振り返ってみる。

当時筆者が勤務していたのは医療法人の中規模病院である。看護部長に就任したときの課題は、現在の人員配置を維持するために必要な人員の確保、さらに数年後には慢性期病院から急性期病院への変換計画もあり、さらなる人員を確保し、急性期に対応できる人材を育てる必要があった。人員を確保するためにハローワークや地域のメディアに求人広告を出しても、ほとんど反応がなく、毎年の新卒入職者といえば五人前後だけだった。人員を増やすためには、今いる職員の離職を防ぎ、入職者を増やすことしかなかった。

人員の確保は、看護単位の責任者である師長たちの腕にかかっていた。師長職には第一線の監督職として「専門的な能力」に加え、「対人能力」、「概念化能力」などさまざまな能力[2]が求められる。勤務表の作成で見てみると、職員が二十四時間安心して働ける組み合わせを一度でつくり上げてくる者もいれば、何度もやり直しを求められる者もいる。しかし一方で、緊急時の対応をみるとその評価は逆転する。このように師長のタイプはさまざまで、できるかできないかの判断は、そう簡単ではなかった。

筆者は当時の看護部全体が、組織の成長状況で見ると「発達段階一」[2]（創造期）にあると判断し、次の段階への成長を目指すことにした。そこで筆者は師長たちと話し合い、「入職希望者が増えるような看護部をつくろう」と目標を掲げ、看護部の課題を洗い出し、とるべき行動を共有した。

その一つとして、職場の中に「学習の場」をつくった。師長全員で同じ本を購入し、一ヵ月に数回、勤務終了後、抄読会を開催した。抄読会の発表者はこういう分野が得意な「できる人」に集中することを避け、自発的な手上げ方式にした。『マネジメントの魅力』[3]『マネジメントの魅力二』[4]『七つの習慣』[5]などから読み始め、次に看護管理実践マニュアルの作成に取りかかった。作成にあたっては、その分野の専門書を読み、内容を自部署に照らし意見を述べ合った。

こうしてできたマニュアルの一つに「コーチング」がある。「コーチング」の学習では、師長たちが部下への望ましい対応を演劇風に仕立てて披露した。その演技力は参加者から喝采をあびるほどだった。この学習によって、師長たちは新たな能力を発見し、知識や考察力を蓄積する機会となった。

また一方で、看護職員の心の健康づくりを目的とした「レセプションルーム」を立ち上げた。産業カウンセラーの資格をもつ担当者が、新卒入職者や中途採用者、配置換え者、希望者を定期的に面談し、ストレスの軽減を図るもので、身体的サポートとして、指圧やマッサージなども取り入れた。担当者は看護部長の直属とし、守秘義務を課した。そういった努力の甲斐あって、離職者が減り、入職希望者も徐々に増えていった。

若くて好奇心旺盛な師長達との学習の時間は、看護部長の筆者にも大きな学びの機会となった。

*

看護部長として、部下である師長たちが「できるかできないか」を判断し、各人に合った育成方法を選択していくことは重要である。しかし、師長たちには第一線の監督職として、多くの能力が求められており、「できるかできないか」の判断は、上位管理職にとっては、永遠の課題である。

二十年経った今、振り返ってみると、当時の取り組みは、組織が「発達期一」(創造期)にあり、看護部全体が「できない」状態であったこと、師長たちが個々の能力のいかんにかかわらず「ゆっくりとした学習者」に徹してくれたからこそ可能であった。

このように看護部の課題を個人で抱え込むことなく、部下である師長たちと共有したことで、看護部長の筆者は「サルの罠」を避けられたのではないか、と考えている。

〈**参考文献**〉

1　J・B・ピューほか、井部俊子訳：ナースマネジャー～部下とよりよい関係をつくる実践ガイド～第二版、日本看護協会出版会、二〇〇〇.
2　P・ハーシィ、K・H・ブランチャードほか、山本あずさ訳：入門から応用へ　行動科学の展開—人的資源の活用、生産性出版、二〇〇〇.
3　井部俊子：マネジメントの魅力、日本看護協会出版会、二〇〇〇.
4　井部俊子：マネジメントの魅力二、日本看護協会出版会、二〇〇四.
5　S・R・コヴィー：七つの習慣、キングベア出版、一九九九.

「Nursing Todayブックレット」の発刊にあたって

日々膨大な量の情報に曝されている私たちにとって、一体何が重要でどれが正しく適切なのかを見極めることがますます難しくなってきています。

そこで弊社では、看護やケアをめぐりいま社会で何が起きつつあるのか、各編集者のさまざまな問題意識（＝テーマ）を幅広くかつ簡潔に発信していく新しい媒体、「Nursing Todayブックレット」を企画しました。

あえてウェブでもなく、雑誌でもなく、ワンテーマだけの解説を小冊子にまとめる手段を通して、医療と社会の間に広がる多様な課題について読者の皆さまと情報を共有し、ともに考えていくための新たな視点を提案していきます。　（二〇一九年六月）

●

本書についてのご意見・ご感想、著者へのメッセージ、「Nursing Todayブックレット」で取り上げてほしいテーマなどを編集部までお寄せください。https://jnapcdc.com/BLT/m/

Nursing Todayブックレット・12

看護管理塾《かんごかんりじゅく》 第《だい》7章《しょう》／サルの罠《わな》

——Who's《フーズ》 Got《ゴット》 the《ザ》 Monkey《モンキー》?

二〇二一年九月一〇日　第一版　第一刷発行　〈検印省略〉

編　著　井部《いべ》俊子《としこ》　竹内《たけうち》良子《よしこ》

発　行　株式会社　日本看護協会出版会

〒一五〇-〇〇〇一　東京都渋谷区神宮前五-八-二日本看護協会ビル四階

〈注文・問合せ／書店窓口〉

電　話：〇四三六-二三-三二七一

ＦＡＸ：〇四三六-二三-三二七二

〈編集〉電話：〇三-五三一九-七一七一

〈ウェブサイト〉https://www.jnapc.co.jp

デザイン　Nursing Todayブックレット編集部

印　刷　日本ハイコム株式会社

ISBN978-4-8180-2353-6

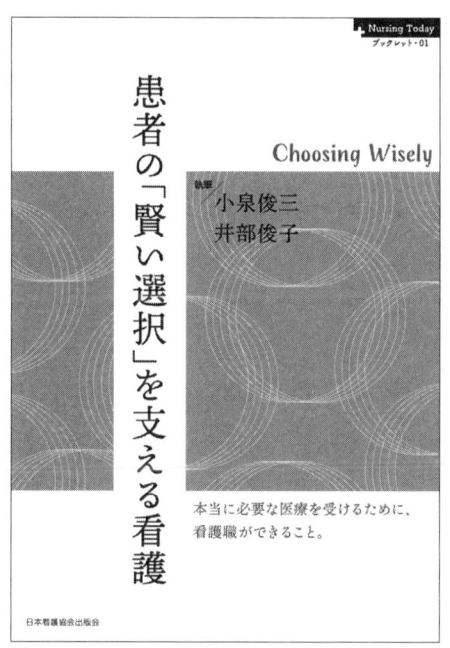

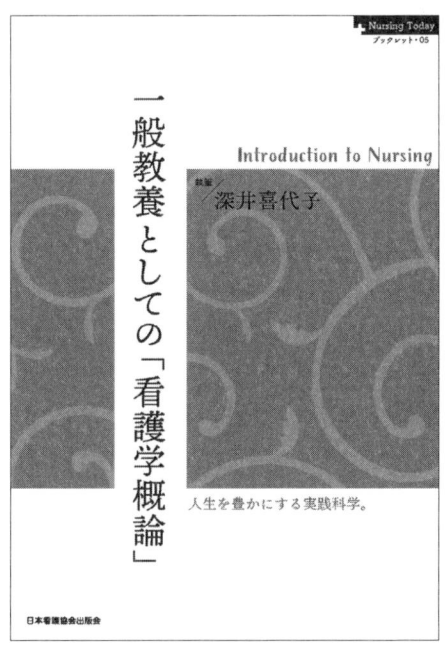